AF500287

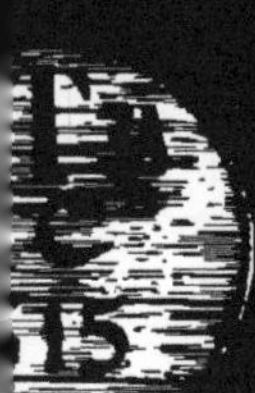

CONFÉRENCE
faite aux Universités populaires de Nimes et du Gard,
à la Société d'Etude des Sciences naturelles, etc.

Aux Mamans et aux Nourrices

L'ÉVOLUTION DE LA PREMIÈRE DENTITION
(DENTS DE LAIT)

PAR

Emile SCHWARTZ
Chirurgien-Dentiste de la Faculté de Médecine de Paris
Dentiste des Hôpitaux, du Lycée, etc.
Président de l'Association des Dentistes du Sud-Est
Officier d'Académie

PRÉCÉDÉ D'UNE LETTRE-PRÉFACE DE

M. le Docteur René MILLON
Médecin desDispensaires d'enfants de la Société Philanthropique
de Paris
Chevalier de la Légion d'honneur
Lauréat de la Faculté de Médecine de Paris

A NIMES
Chez l'Auteur, place de la Salamandre, 6.
1903

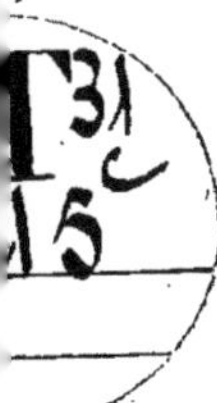

CONFÉRENCE
faite aux Universités populaires de Nimes et du Gard,
à la Société d'Etude des Sciences naturelles, etc.

Aux Mamans
et
aux Nourrices

L'ÉVOLUTION DE LA PREMIÈRE DENTITION
(DENTS DE LAIT)

PAR

Emile SCHWARTZ
Chirurgien-Dentiste de la Faculté de Médecine de Paris
Dentiste des Hôpitaux, du Lycée, etc.
Président de l'Association des Dentistes du Sud-Est
Officier d'Académie

PRÉCÉDÉ D'UNE LETTRE-PRÉFACE DE

M. le Docteur René MILLON
Médecin desDispensaires d'enfants de la Société Philanthropique de Paris
Chevalier de la Légion d'honneur
Lauréat de la Faculté de Médecine de Paris

A NIMES
Chez l'Auteur, place de la Salamandre, 6.
1903

LETTRE-PRÉFACE

CHER MONSIEUR SCHWARTZ,

Je vous dois des félications pour l'empressement que vous mettez à soutenir les théories nouvelles sur la question si controversée des accidents de dentition, et je vous dois aussi beaucoup de remerciements pour l'ardeur avec laquelle vous propagez des idées qui me sont particulièrement chères. Cette question est, en effet, des plus importantes. Elle touche à la médecine et à l'art dentaire, elle intéresse l'hygiène et la démographie et elle ne peut laisser insensible le philosophe, à raison de l'influence que les anciennes théories avaient incontestablement sur la mortalité infantile.

Cette influence était telle, qu'il n'y a pas encore cent ans, des auteurs réputés pouvaient écrire que la dentition faisait mourir la moitié (Berdmore) ou tout au moins le tiers (Plenk) des enfants. Ces chiffres n'étaient pas admis par tous les médecins, beaucoup les trouvaient exagérés ; ils n'en prouvent pas moins l'importance étiologique considérable du facteur dentition dans l'ancienne nosographie.

Ce qui doit nous surprendre par-dessus tout, c'est l'extraordinaire fortune de cette notion étiologique ; c'est la durée immémoriale d'une erreur qui nous paraît aujourd'hui si évidente. Pendant des siècles on a cru à l'influence mystérieuse de la dentition, et pendant des siècles la pathologie infantile, aveuglée par cette erreur, a laissé périr des milliers d'enfants sans voir la cause véritable des affections qui les frappaient.

Il n'y a pas même trente ans, toute la pathologie infantile était dominée par cette idée fausse et encombrante. La plupart des maladies : fièvres, troubles nerveux, toux, érythèmes, troubles digestifs étaient mis sur le compte de l'évolution dentaire. Il n'est pas jusqu'aux accidents les plus invraisemblables : l'écoulement purulent de l'urèthre (Hunter) ou l'hydrocéphalie (Senn) qui n'aient été rattachés, et par des auteurs qui ne manquaient pas d'autorité, aux troubles hypothétiques de l'éruption des dents temporaires. Il n'en pouvait être autrement, du reste, avec la manière d'observer de nos devanciers. En présence de symptômes morbides survenant chez un enfant, on cherchait s'il y avait ou s'il y avait eu récemment éruption d'une dent. Si ce phénomène ne s'observait pas, on ne rejetait pas pour cela l'influence de la dentition, on la rapportait simplement « à l'apparition prochaine d'une autre dent » (Valleix). A ce compte là, on le comprend sans peine, on pouvait trouver dans le cours de la première enfance, un rapport constant entre tous les troubles fonctionnels et la dentition.

Le terrible de la chose, c'est que ce rapport constant, cette conception qui nous semble si puérile aujourd'hui avait des conséquences formidables. Non-seulement cela faussait le diagnostic, mais encore cela entravait tout effort de traitement. On mettait par exemple que la diarrhée chez les fants se rapportait dans 4/5 des cas à la dentition ; , depuis qu'Hippocrate avait émis l'opinion forelle que la diarrhée de dentition était un fait de n augure, tous les auteurs, tous les médecins, us les parents aussi bien à l'étranger qu'en France. spectaient à l'envi cette manifestation morbide et gardaient bien de rien faire pour l'atténuer et la iérir. Il fallut en venir jusqu'à Trousseau pour ouver un homme de bon sens qui protesta contre pareilles insanités et l'on frémit en évoquant par pensée le nombre de jeunes sujets que l'on a nsi regardé périr pendant des siècles sans rien ire pour les sauver.

L'erreur, d'ailleurs, n'a pas encore disparu. Si s médecins, pour un grand nombre déjà, ont en voulu se rendre à l'évidence, il est loin d'en re ainsi pour le public, qui a besoin d'être instruit i aussi et chez qui, en médecine plus peut-être i'en toute autre matière, plus une conception est usse et peu compréhensible, plus elle a de chance être adoptée et opiniâtrement défendue. Que de is ai-je vu des femmes du peuple apporter à la conultation à l'hôpital ou au dispensaire des enfants naigris, squelettiques, minés par une diarrhée de iinze jours, de trois semaines, jadis beaux et rts, à présent décharnés et aux portes de la ort parce que leur mère, sur la foi des idées sécuires, n'avait attribué aucune importance à cette arrhée occasionnée sûrement, disait-elle, par les ents. Qui saura jamais combien d'enfants sont orts ainsi !

A présent, Dieu merci, cela ne se passera plus de la sorte. Ces vingt dernières années ont apporté en pathologie des idées plus clairvoyantes, plus indépendantes surtout. On s'est aperçu qu'en médecine infantile, tout était à faire, à apprendre et l'on a fait table rase des idées préconçues. On a donné à la méthode la place qu'elle méritait et l'on a procédé patiemment, savamment en s'appuyant uniquement sur l'analyse des phénomènes. On s'est mis, en un mot, à étudier l'enfant malade, d'après les symptômes qu'il présentait, sans se soucier de l'opinion d'Hippocrate, de Sydenham ou de Fred. Hoffmann.

On a été ainsi conduit à une approximation plus rationnelle des faits, à un enchaînement plus logique des phases de la maladie, à plus de sincérité dans le diagnostic, à plus de sévérité dans le traitement. L'on s'est aperçu que les diarrhées de dentition étaient uniquement des phénomènes d'intoxication gastro-intestinale, que les troubles nerveux et les convulsions étaient sous la dépendance de ces intoxications, que les toux de dent étaient des laryngites ou des bronchites banales, que les érythèmes et autres « feux » étaient des manifestations cutanées, dues en grande partie à une mauvaise alimentation. Et l'on s'est aperçu aussi qu'il existait chez l'enfant tout un groupe d'affections jusqu'alors inconnues ou mal étudiées qui pouvaient bien souvent avoir été prises à tort pour des troubles venant de la dentition. Ces affections ont leur siège dans une région toute voisine, dans ce rhinopharynx, siège et point de départ de tant de maladies. Rhinopharyngites, amygdalites, adénoïdites, otites, myrin ites même, sont autant d'affections fébriles ou oulouretises, dont le siège est mal indiqué par ›s enfants en bas-âge et qu'un examen attentif seul eut faire attribuer par le praticien à leur véritable rigine.

Voilà à quoi se réduisent tous les accidents variés t si redoutables imputés jadis à la dentition : à es maladies banales d'une part et dont l'étiologie vait été mal interprétée ; à des affections locales arabuccales, d'autre part, mais dont la connaisance remonte seulement à ces dernières années. oilà la vérité qu'il faut connaître, qu'il faut répanre. Le travail de la dentition chez l'enfant produit uelquefois des accidents locaux, ces accidents, ous ne le nions pas, peuvent occasionner seconairement et d'une manière tout à fait indirecte des omplications gastro-intestinales, mais à cela doit › borner la sphère pathologique de ce phénomène nysiologique. Hors de là, attribuer à la dentition ne influence mystérieuse, imaginer à ce sujet des ›lentissements sympathiques, c'est retomber dans rreur des vieux auteurs, c'est nier les résultats › l'observation impartiale. C'est vouloir exposer à ouveau les enfants à une temporisation dangeuse.

Malheureusement, il se passera encore bien des nnées avant que ces idées nouvelles aient pénétré squ'au fond du peuple, et c'est triste à dire, bien ›s enfants périront encore du fait de leurs dents, ute de soins, victimes de l'erreur séculaire.

C'est contre cette persistance de l'hérésie meurière que vous avez voulu lutter aussi, cher Monsieur Schwartz ; vous avez voulu, dans votre beau pays, porter la bonne parole. C'est pourquoi je vous remercie.

Les médecins, les dentistes seront facilement convaincus, car ils savent ; le public, lui, sera plus long à être persuadé, car il ne sait pas. Les choses de la médecine lui apparaissent sous un aspect qui l'effraie un peu et il se les imagine souvent plus mystérieuses qu'elles ne sont en réalité. La tradition garde pour lui une valeur incontestable et l'erreur enguirlandée de légendes lui plait mieux que la vérité nue. Nous devons cependant à nos concitoyens cette vérité. En médecine plus qu'en toute autre chose, il faut faire la guerre aux idées fausses. Derrière chacune d'elles se cache un piège où des centaines d'existences humaines peuvent trouver leur fin. L'hérésie dentaire est peut-être la plus répandue, la plus terrible de ces idées fausses ; unissons donc nos efforts pour l'extirper de la croyance de nos contemporains et soyons certains, que ce faisant, nous aurons fait œuvre de vrais médecins et de bons citoyens.

Veuillez croire, cher monsieur Schwartz, à mes sentiments très cordiaux.

Dr R. MILLON,

Médecin des Dispensaires spéciaux d'enfants
de la Société philanthropique à Paris,
Chevalier de la Légion d'honneur,
Lauréat de l'Académie de Médecine.

Paris, mai 1903.

AUX MAMANS ET AUX NOURRICES

L'ÉVOLUTION DE LA PREMIÈRE DENTITION

(DENTS DE LAIT)

Nos lecteurs savent, sans aucun doute, que l'homme traverse deux périodes d'évolutions dentaires ; la première, qui commence à apparaître chez l'enfant vers le sixième mois, se termine à l'âge de deux ans environ ; ses dents, au nombre de vingt, sont communément appelées dents de lait ; la seconde dentition apparaît entre la cinquième et la sixième année, et se complète définitivement à vingt ans, elle est permanente et se compose de trente-deux dents.

Nous ne nous occuperons pas dans ce chapitre de la genèse de la dent, ni de sa structure, nous dirons seulement que les germes ou follicules de la première dentition se forment dès le troisième mois de la vie intra-utérine, et, peu après, paraissent ceux de la dentition permanente. Ce follicule, en se développant, constitue d'abord la couronne, puis les racines.

Chez les enfants sains, nourris normalement, les dents de la première dentition apparaissent dans l'ordre suivant :

NOTE : Les termes techniques ont été évités.

***

Incisives centrales du bas, du	6e	au	7e	mois
» supérieures	7e	au	8e	»
» latérales inférieures	8e	au	10e	»
» supérieures	10e	au	12e	»

Ordinairement, l'enfant a ces huit dents à l'âge de un an.

Les premières molaires se font voir du douzième au quinzième mois; entre elles et les incisives, restera un espace libre pour les canines, qui n'évoluent qu'après ces premières molaires. Les canines paraissent, d'ordinaire, entre le quinzième et le dix-huitième mois, ce sont, d'abord, les supérieures, puis les inférieures du dix-septième au dix-neuvième mois. Les deuxièmes molaires supérieures se font voir du dix-neuvième au vingt-deuxième mois, et enfin, les inférieures, du vingtième au vingt-quatrième mois.

Il est à remarquer que cette dentition ne comporte pas de petites molaires.

L'ordre de sortie est souvent interverti ; les supérieures poussent, parfois, avant les inférieures, et inversement ; il n'y a pas de loi ni de règle absolue, mais elles apparaissent toujours par paire de même nom à chaque côté des machoires, côté droit et côté gauche, et à intervalle relativement court n'excédant pas vingt à vingt-cinq jours.

Lorsqu'une paire de dent a poussé, il y a un temps d'arrêt avant l'apparition de la paire suivante ; ce n'est pas un repos, parce que la dentition continue son travail, et, au bout d'un mois ou deux, l'on voit apparaître deux autres dents.

La chronologie de l'éruption n'est pas, non plus, soumise à une règle absolue ; on rencontre des cas précoces exceptionnels comme de très tardifs.

La précocité d'évolution des premières dents n'a ni signification, ni influence notable, aussi ne nous y arrêterons-nous pas.

Le retard est plutôt préférable, parce qu'il implique un allaitement plus prolongé, retardant ainsi le sevrage, qui, de toute façon, ne devrait jamais avoir lieu que lorsque l'enfant est pourvu d'un nombre de dents suffisant pour manger, ce nombre doit être de seize, au minimum.

Les grands retards d'évolution sont souvent l'indice d'un allaitement anormal; ils se constatent chez les enfants élevés au biberon ou chez ceux que l'on fait manger de trop bonne heure.

La question d'alimentation des bébés, qui est la préocupation constante de ceux qui s'occupent de l'hygiène de l'enfance, n'entre pas dans le cadre de cet opuscule, mais la dentition et l'alimentation sont trop intimement liées pour qu'on ne nous permette pas d'en dire un mot.

On constate que l'alimentation des bébés est en général trop précoce et de plus vicieuse.

L'alimentation précoce est à tous les points de vue funeste si l'enfant n'est pas pourvu des dents nécessaires à la mastication.

L'allaitement doit être prolongé le plus longtemps possible, afin que les organes de la digestion soient de plus en plus aptes à leurs fonctions lorsque l'enfant commencera à manger; il doit être donné exclusivement jusqu'à ce que le bébé ait 12 dents; à partir de ce moment, on peut commencer à donner conjointement au lait du sein des petites soupes lactées dont on peut varier le genre et le mode de préparation.

Si, dans certaines circonstances, on est forcé et contraint de sevrer un enfant avant ce moment, il faut veiller d'une façon constante et sérieuse à son alimentation, qui doit être spécialement lactée et *non* variée comme dans le régime des grandes personnes. Par malheur, beaucoup de parents placent à leur table le petit bébé, et c'est précisément là que commence l'alimentation vicieuse, parce que, pour calmer l'insistance de l'enfant qui veut de tout ce qu'il voit sur latable, on lui donne de ceci de cela, des mets plus ou moins digestibles. Ces écarts de régimes sont souvents aggravés par tout ce qu'on donne encore à l'enfant entre les repas, et l'on arrive fatalement à cette suralimentation qui est si funeste et si commune dans les classes laborieuses, où la mère donne à têter au nourrisson à chaque instant, et non pas à intervalles réguliers,et où, dès qu'il commence à manger, elle le nourrit à tort et à travers de toutes sortes d'aliments et toute la journée.

Les têtées du nourrisson, ainsi que les repas, doivent être réglés, les aliments choisis et rationnés ; si l'on procédait rigoureusement ainsi on éviterait bien des malaises ; on éviterait les intoxications des intestins; on éviterait en somme bien des maladies que l'on croit à tort être causées par un retentissement lointain de la dentition.

Il ne faut pas se dissimuler que l'hygiène alimentaire chez les bébés est une des premières et des plus importantes questions pour leur santé ; je devrais même dire que c'est une question de vie ou de mort.

En effet, les ravages parmi les nourrissons de un à douze mois sont terrifiants, les récentes statistiques établissent et démontrent *qu'il en meurt environ 155.000 par année et que la majorité succombe à des affections gastro-intestinales.*

Il est donc indispensable d'observer les règles élémentaires recommandées dans l'alimentation infantile ; il faut donc éviter les écarts de régimes, l'alimentation précoce et, ne donner à manger aux enfants que ce qu'ils peuvent mâcher et ce qui convient à leurs organes digestifs.

L'alimentation vicieuse et précoce est un obstacle à la bonne formation des os et l'on admet aujourd'hui que la cause première du rachitisme réside dans l'allaitement artificiel, le sevrage prématuré, l'alimentation précoce et les perversions nutritives qui en résultent.

Or, presques tous les rachitiques présentent un retard considérable dans leur chronologie dentaire.

La dentition de lait est peu sujette aux anomalies ; s'il en existe elle est numérique, c'est-à-dire comporte soit des dents en plus ou en moins ; c'est ce dernier cas, qui est le plus fréquent. Les anomalies de structure et de forme sont rares, ainsi que celles de siège ou de direction.

C'est donc à l'âge de deux ans, en moyenne, que l'enfant a terminé sa dentition, qui, de l'apparition du premier follicule, met de douze à trente mois pour arriver à terme.

Ce temps, que la dent met à se développer et à se former, est relativement très long si on le compare au petit volume de l'organe qui, considéré dans le sens de son diamètre, n'excède pas 10 à 15 millimètres.

L'on peut dire, sans crainte d'exagérer, *que les dents poussent avec une lenteur désespérante.*

C'est la raison pour laquelle nous n'avons jamais cru aux accidents de dentition dont le préjugé est répandu dans le public et, les auteurs qui ont récemment combattu cette erreur, encore admise par les masses, auraient dû surtout faire valoir cette lenteur d'éruption pour bien faire comprendre que le mécanisme d'évolution dentaire, si réglé pour la sortie d'une dent après l'autre, n'avait ou ne pouvait avoir pour conséquence qu'une influence tout à fait locale et limitée à la bouche.

Cette grande lenteur de croissance des dents ne saurait donc être la cause ni directe ni indirecte des accidents de dentition qu'on leur a si *universellement* et si *impitoyablement* attribués et qui sont aujourd'hui combattus avec juste raison, ainsi que nous allons le voir.

Pendant la période d'évolution de la première dentition, l'enfant est presque toujours agacé, inquiet et grognon, mais plus particulièrement lorsqu'une dent est sur le point de franchir la gencive; il salive abondamment et porte à sa bouche tout ce qu'il peut pour le mâchonner, le mordiller : ce qui lui semble le plus agréable, ce sont les objets froids.

La gencive, sous l'influence de la tension causée par la poussée de la dent qui évolue en dessous, s'enflamme, devient rouge douloureuse et chaude, et les muqueuses du voisinage des lèvres, des joues et de la langue sont consécutivement atteintes de ce prurit dentaire. Si donc le bébé porte à sa bouche un objet froid en métal qui abaisse momentanément la température de la gencive, il est plus calme.

De nombreuses préparations ont été recommandées pour combattre cette inflammation buccale, non pas pour la guérir, mais pour la calmer; elles sont connues sous la dénomination de sirops de dentition dont nous donnons plus loin quelques formules.

Pourtant, l'enfant qui est allaité au sein et élevé selon toutes les règles de l'hygiène traversera cette période sans accidents notables et sera pourvu de ses 20 dents sans avoir donné d'inquiétudes sérieuses; n'avons-nous pas entendu dire fréquemment à des mamans : bébé vient encore d'avoir une dent sans que nous nous en doutions ! Cela est commun et survient chez beaucoup d'enfants. Mais combien d'autres de ces chers petits êtres, élevés au biberon, mal nourris ou que l'on fait manger trop tôt, faibles de constitution, rachitiques, ayant un père *alcoolique* ou entaché d'autres tares, combien n'y en a-t-il pas, disons-nous, qui sont éprouvés pendant le premier âge par des malaises ou des maladies ? Nous répondrons que c'est le plus grand nombre, surtout dans les villes.

Il y a un proverbe qui dit : « Bel enfant jusqu'aux

dents ! » Mais est-ce que ce sont bien les dents qui causent tous ces accidents morbides chez les nourrissons ? Nous ne le croyons pas.

Depuis longtemps déjà des auteurs autorisés ont émis des doutes à ce sujet, d'autres ont été affirmatifs. Mais cette grave question semble résolue aujourd'hui, et, dans l'intérêt de ces petits babys que nous chérissons tous, qui sont dans l'impossibilité de nous renseigner sur leurs maux, je crois devoir vous citer quelques extraits du chapitre écrit par M. le Dr R. Millon, médecin des dispensaires d'enfants de la Société philanthropique de Paris, *Traité des maladies de l'enfance* (1) qui a été publié récemment.

Nous verrons par ces lignes combien était erronée l'importance que l'on attribuait jusqu'à nos jours aux phénomènes morbides de l'évolution dentaire.

Accidents de la première dentition

On appelle communément accidents de dentition l'ensemble de symptômes morbides que provoque ou que semble provoquer l'éruption des dents de lait.

Nous n'insisterons pas sur l'importance attribuée si longtemps à ces phénomènes : depuis Hippocrate jusqu'à nos jours, la dentition a tenu lieu d'étiologie courante à la plupart des affections de la première enfance, des plus légères jusqu'aux plus graves. C'est en vain que, s'érigeant contre l'erreur unanime, quelques esprits impartiaux, le dentiste Bunon (1743), Serres (1817), Tomes (1859) essaient d'apporter des restrictions à l'engouement général ; c'est en vain que des praticiens expérimentés, comme Bouchut, Steiner, Bednar, essaient de timides réserves, rien ne prévaut contre le sentiment général et, de nos jours encore, l'influence de la dentition sur la santé des enfants est considérée comme un facteur de premier ordre.

C'est à Politzer, en 1874, que revient l'honneur d'avoir le premier, de nos jours, énergiquement nié l'influence de la dentition sur les maladies de l'enfance et d'avoir posé en principe qu' « il y aura danger pour les enfants tant que l'idée de dentition périlleuse n'aura pas disparu de la pathologie. » Ces idées furent soutenues par Fleischmann, en 1877, et par Johann Stein, de Prague,

(1) Masson et C., éditeurs, Paris.

en 1880; mais elles n'eurent qu'un retentissement restreint. En France, les opinions anciennes prévalurent longtemps. M. Magitot cependant, dès 1880, par ses travaux et ceux de son élève Lévèque, avait vivement attaqué le rôle de la dentition en pathologie infantile; M. Comby, dans un mémoire très documenté, avait bien montré à quoi se restreignent les accidents de dentition. Mais, ce n'est que de la discussion à l'Académie de Médecine de Paris, en 1892, que date le mouvement général qui renversa les errements anciens. M. Magitot eut le courage de provoquer cette discussion et le talent d'y soutenir avantageusement ses opinions; il émit le vœu que « la classe des maladies de dentition fût définitivement rayée du cadre de la nosographie. » Ce vœu ne fut pas adopté, mais les idées qu'il contenait portèrent leur fruit et, à l'heure actuelle, on peut dire qu'elles sont presque universellement acceptées.

Cela ne veut pas dire qu'il faille nier absolument l'influence de la première dentition sur l'état de santé des enfants. Il y a certes là une influence qui peut occasionner, localement, des manifestations plus ou moins intenses ou qui peut, très indirectement, déranger le fonctionnement régulier des organes; mais, c'est de près qu'il faut examiner cette influence, c'est avec une extrême prudence qu'il faut admettre ce qui est proprement causé par les phénomènes dentaires. Ce qu'il faut combattre, au contraire, c'est la tendance à englober, sous une dénomination trop vague, un nombre trop grand de faits qui lui sont manifestement étrangers; il faut démembrer le « molimen dentaire, » comme l'appelait Trousseau, et n'en admettre que ce que la physiologie, d'une part, et les phénomènes viscéraux concomittants, d'autre part, n'en peuvent accepter. Il faut distinguer, pour les étudier, les phénomènes morbides de la première dentition en accidents locaux et en accidents généraux ou réflexes.

A. *Accidents locaux*. — Sous cette appellation, il ne faut comprendre que les affections engendrées dans la bouche ou dans les régions annexes par le travail dentaire : ce sont les complications buccales d'un acte physiologique buccal. Chez le nourrisson, e particulièrement pour les incisives, on peut suivre pas à pas le travail du gonflement du germe dentaire et assister au travail de l'éruption de la dent. La gencive grossit et présente sur ses faces externe et interne une saillie arrondie; le bourrelet formé par le bord libre de la gencive s'efface graduellement; la muqueuse, à ce niveau, se tend, s'amincit, puis éclate, pour ainsi dire, en un point, sous l'influence de la poussée intérieure; petit à petit, la dent apparaît. Chez l'enfant sain et bien nourri, l'éruption des dents se fait, d'ordinaire, sans bruit, sans éclat et presque toujours à l'insu de l'entourage. Il n'est pas rare, cependant, de constater que, plusieurs jours jours auparavant, le bébé a mordillé, avec plus d'activité que possible, les objets à sa portée. Chez un certain nombre, ce travail du percement de la gencive ne va pas sans une inflammation locale : au niveau des gencives, la muqueuse est rouge, violacée, même boursoufllée,; elle est douloureuse à la pression, chaude ; l'enfant salive en abondance, il s'impatiente et l'aspect de ses gencives, joint à la versatilité de son humeur, témoigne d'un prurit dentaire plus ou moins durable.

Quelquefois, à ces symptômes d'irritation hypémérique simple, se joignent des complications, et l'on voit se former des exsudats et même des ulcérations. Généralement, tout se borne à un enduit blanchâtre, léger, siégeant sur le bord et sur les faces de la gencive, en s'étendant à droite et à gauche bien au-delà du point de naissance de la dent. Cet exsudat, pultacé, mais assez adhérent, repose sur une muqueuse rouge, gonflée, non ulcérée, mais qui saigne facilement. Il y a donc là une gingivite qui se traduit fonctionnellement par du pyalysme, de la fétidité de l'haleine, une sensibilité de la bouche suffisante pour empêcher le nourrisson de prendre le sein et quelquefois, aussi, par un état saburral des voies digestives supérieures. On peut même observer, quand il s'agit des molaires, un léger état d'engorgement des ganglions sous-maxillaires. Pour ces dernières dents, on peut quelquefois observer les phénomènes suivants : l'irritation prend comme siège le capuchon de la muqueuse qui, incomplètement perforé, est pour ainsi dire soulevé par la dent. Celui-ci prend alors l'aspect d'un clapet violacé, mamelonné et ramolli, sur lequel on constate un exsudat blanchâtre, lequel peut, d'ailleurs, s'étendre aux parties voisines.

Tout se borne généralement à des accidents de ce genre et, la dent ayant perforé la gencive et, des soins de propreté intervenant, cela met fin à l'hypérémie primitive et tout rentre dans l'ordc. Cependant, on a signalé des faits plus graves, dans lesquels les micro-organismes pathogènes de la cavité buccale entrent en virulence et déterminent des accidents plus marqués. Alors, on peut voir survenir des stomatites ulcéreuses et ulcéro-membraneuses, avec lésions disséminées, gangrène superficielle de la muqueuse, fétidité de l'haleine, ptyalisme considérable, adénopathie douloureuse, fièvre, diarrhée et même adynamie rapide. Nous avons observé également un cas ou le travail de l'évolution d'une molaire de lait avait occasionné, chez un enfant de vingt moins, un véritable abcès de la gencive avec fluxion, bien que la dent, en elle-même, ait été, ainsi que l'on put le vérifier par la suite, absolument saine. Tous ces derniers faits son éminnemment rares : ce sont des complications tout à fait exceptionnelles, et ils ne s'observent que chez les enfants dont la bouche, mal entretenue, réalise un milieu de choix, où les fermentations microbiennes n'attendent qu'une occasion pour se développer.

**

Ces accidents locaux prennent d'ailleurs une large part de leur étiologie dans la manière dont l'enfant est nourri. M. Gibert, du Havre, a, par une statistique, montré que les stomatites, tout à fait exceptionelles chez les enfants au sein, étaient, au contraire, d'une grande fréquence chez les sujets élevés au biberon.

Cela nous indique que la meilleure prophylaxie des accidents locaux de la première dentition réside dans une alimentation régulière et normale et aussi dans une propreté minutieuse et une antisepsie aussi active que possible de la cavité buccale. Le traitement des accidents infectieux procède des mêmes principes ; quant aux palliatifs apportés au prurit dentaire et à l'inflammation gingivale, ils sont très nombreux ; nous mentionnerons seulement quelques collutoires calmants : le sirop de belladone, la cocaïne, le chloroforme au centième et au cinquantième, la teinture d'opium au vingtième, le bromure de potassium au dixième, tous d'ailleurs inutiles et de peu d'action. L'incision des gencives, qui aurait des résultats si merveilleux et dont on a tant abusé, sera réservée pour les cas rebelles.

B. *Accidents généraux* — Sous cette appellation, vague à dessein, nous groupons tous les accidents viscéraux variés et disparates que l'on rendait autrefois tributaires de la dentition. Ce sont des manifestations à distance, longtemps appelées accidents sympathiques, faute d'une pathogenie plus précise. Ces accidents généraux étaient de cinq ordres différents : hyperthermie, convulsions, manifestations cutanées, accidents respiratoires, phénomènes gastro-intestinaux.

La fièvre, pour certains auteurs, pouvait être très intense. Blachez l'aurait vue atteindre 41°. D'aure part, Petter a affirmé avoir constaté, au moment de la percée des dents, une élévation locale parfois de deux degrès sur la température normale. Les convulsions étaient de gravité variable, certaines aboutissaient à la mort. Cependant, du temps de Trousseau déjà, on sentait que l'on abusait dans l'étiologie de tous les accidents éclamptiques de la raison dentition ; l'illustre auteur enseignait que l'« éclampsie peut exister indépendamment de la dentition ». C'est M. Chaumier, de Tours, qui, en 1892, eut l'idée de proposer que ces accidents pouvaient bien n'être que la première manifestation d'un état pathologique du système nerveux, qu'il appela l'hystérie infantile. Ollivier, à l'Académie, adopta en partie ces idées et les défendit. Pour les affections des organes respiratoires, on signalait depuis un rhume de dentition jusqu'à des poussées asthmatiformes et congestives, survenant à chaque éruption de dent, en passant par toute la série des accidents spasmodiques : spasme de la glotte, faux croup, toux coqueluchoïde, etc. On décrivait une longue série de dermatoses : feux de dents, érythèmes, prurigo, gourmes. L'impétigo, avec ses symptômes bien particuliers, « croûtes jaunâtres, formées par la dessiccation d'un ichore, qui suinte continuellement » (Blachez), était aussi une dermatose de dentition. On admettait même des ophtalmies, des otites de dentition. Enfin, ce qui était le plus grave, avec les convulsions, c'étaient les troubles digestifs, caractérisés par des vomissements et une diarrhée, qui, chaque année, faisaient périr des centaines de nourrissons.

Aujourd'hui, il ne reste plus rien de tout cela. On n'observe plus ni fièvre ni diarrhée, ni bronchite, ni dermatoses de dentition, ou, du moins, dans toutes les maladies de ce genre, on ne rencontre plus, entre les troubles viscéraux et l'éruption dentaires, ce rapport étiologique qui en a si longtemps imposé à nos devanciers. Débarrassé de ce point de vue faux, on pousse plus loin l'examen des petits malades, on approfondit le diagnostic et toujours on trouve à ces phénomènes une raison qui aurait échappé, si on s'en était tenu à l'hypothèse de l'influence de la dentition. Malgré tout le respect que nous avons pour nos prédécesseurs, nous sommes forcés d'admettre que presque tous les accidents qu'ils mettaient sur le compte de la dentition reposaient sur une erreur d'interprétation. En ce qui concerne les hyperthermies, la chose ne paraît plus faire de doute. La coexistence d'une éruption de dents avec une élévation considérable de la température n'était sûrement qu'une coïncidence. Quant aux manifestations pulmonaires de la dentitition, ce sont elles qui ont été les premières à être abandonnées. Il y a, en effet, nous l'avons dit, des enfants qui sont continuellement en activite dentaire; si, à chaque quinte de toux, on leur regarde dans la bouche, on peut être sûr de trouver, si on veut s'en tenir à l'influence de la dentition, une explication de leurs symptômes. Mais, de là à admettre entre la dentition et le phénomène pathologique une relation de cause à effet, il y a une distance qu'il ne nous est plus permis de franchir.

Il existe une considération sur laquelle on ne saurait appeler trop vivement l'attention, elle donne la raison de la plupart des accidents imputés faussement à la dentition, ou du moins la raison des troubles gastro-intestinaux, des convulsions et des dermatoses, c'est l'influence de la mauvaise alimentation et de l'élaboration irrégulière des substances digestives. Au premier rang figure la suralimentation, d'autant plus dangereuse qu'elle est presque générale; puis viennent toutes les perversions alimentaires : l'allaitement artificiel mal pratiqué, le sevrage précoce, l'addition prématurée d'aliments impropres, le défaut de propreté des accessoires et toutes ces mille causes qui retentissent, plus ou moins rapidement, sur le tube digestif, en y accumulant les substances nuisibles et les produits d'une digestion imparfaite. Quand on sait combien est direct le rapport qui existe entre l'alimentation et les troubles dyspeptiques, quand on admet que, neuf fois sur dix, les convulsions sont d'origine gastro-intestinale, quand on connaît tout le groupe énorme de dermatoses dues aux vices de la nutrition, on se rend compte que la plupart des accidents de dentition sont de purs phénomènes d'auto-intoxication. Voilà la véritable série étiologique des pseudo-accidents dentaires, voilà sur quoi doit porter, avant tout, l'attention médicale : au lieu de surveiller la bouche, on doit savoir ce qu'on met dans la bouche des enfants. Et, ce faisant, avec de la patience et en rusant souvent avec les nourrices, on arrivera à se convaincre que, au début de toutes ces diarrhées, ces convulsions, ces dermatoses, qu'on serait tenté d'attribuer à la dentition, on trouve, dans l'hygiène alimentaire du sujet, un trouble, une erreur, une légèreté. Et l'inverse est vrai également, car il est exact que, chez les enfants sainement nourris, ces prétendus accidents de dentition n'existent jamais.

Et nous trouverions la preuve de ce que nous avançons dans les anciens auteurs eux-mêmes. Trousseau sentait si bien que les enfants élevés au sein exclusivement étaient à l'abri des accidents de dentition, qu'il exigeait que le sevrage ne soit pratiqué qu'après l'éruption des canines : « Déclarez, disait-il, que l'enfant doit têter jusqu'à seize dents. » Le même auteur nous fixe sur l'époque des accidents de dentition : il n'y a presque rien pour les deux premières dents, les troubles commencent avec les quatre suivantes, cependant les véritables accidents ne surviennent qu'à la fin de la première année. C'est que, dirons-nous, généralement, aux premières dents, l'enfant est encore au sein exclusivement, ce n'est n'est qu'aux quatre suivantes que surviennent les additions prématurées au régime, et avec le sevrage coïncident les accidents sérieux et les plus grandes perturbations alimentaires. Blachez, un partisan convaincu des accidents de dentition, avait observé également l'influence de la nourriture. Mais M. Pamard, le dernier champion des théories abandonnées, l'avoue lui-même, quand il dit : « Tout enfant qui fait ses dents dans la saison chaude est fatalement condamné, si on ne lui rend pas son alimentation naturelle : le lait ». Cet éminent auteur le sentait bien, lui aussi, que l'histoire des accidents de dentition, au fond, c'est une question d'alimentation.

Que si l'on vient nous dire, maintenant, que l'agacement, l'état d'irritation de la bouche, le nervosisme, les insomnies, empêchant l'enfant de téter régulièrement, déterminent une anomalie dans sa vie et provoquent un état d'infériorité de ses voies digestives et des troubles de l'élaboration des substances alimentaires ; qu'il s'établit par suite, constipation, diarrhée, exaltation des ferments intestinaux, puis urticaire, strophulus, convulsions même, là nous serons tout à fait d'accord pour admettre l'influence de la dentition. « Si la dentition n'est pas la cause prochaine et directe de la diarrhée, il faut reconnaître qu'elle en est parfois la cause indirecte.» (Comby). C'est ce que M. A. Charpentier, qui fut pourtant à l'Académie un des défenseurs des accidents de dentition, a exprimé fort justement en disant : « L'enfant tétant mal, digère mal, de là ces diarrhées si fréquentes au moment de la dentition et qui constituent si bien une maladie réelle, que l'enfant peut succomber du fait seul de la diarrhée ». Ces accidents sont-ils si graves que le dit l'éminent accoucheur? Nous croyons que cela s'observait autrefois seulement alors que, abusé par le mot diarrhée de dentition, on attendait que la dentition ait passé, sans rien faire pour réparer l'erreur, ou remédier à l'écart du régime. Mais la gravité de l'affection mise à part, nous sommes tout disposé à admettre, à ce degré, les accidents de dentition.

A quoi donc se réduit alors cette énorme question ? que deviennent ces accidedts généraux, ces troubles sympathiques, ces manifestations réflexes, toute cette série innombrable de méfaits, et ces coqueluches, et ces convulsions, et ces eczémas, et ces fièvres ? *Dentes matribus detestatæ,* que n'a-t-on pas mis sur votre compte ! mais aussi, combien n'en ont-elles pas fait mourir d'enfants, ces dents, non par les accidents qu'elles ont causés, mais par les idées fausses qu'elles ont fait naître. Vraiment, M. Magitot a raison : il est nécessaire de rayer, du cadre de la nosographie infantile, les accidents généraux de la dentition.

Je crois qu'il y a une nécessité urgente à vulgariser et à répandre dans les masses cette théorie nouvellement éclose à la suite de longues et minutieuses observations et de brillantes discussions.

Comme elle renverse de fond en comble des erreurs encore trop enracinées, elle sera difficilement acceptée.

Mais admettons un instant que le docteur Millon soit *un peu excessif* dans sa doctrine ; il faut néanmoins que ceux qui ont à élever des enfants sachent absolument que toutes les maladies dont ceux-ci peuvent être atteint ne doivent pas systématiquement et invariablement être imputés à la dentition.

On est tellement habitué à déclarer lorsqu'un enfant est indisposé que c'est la dentition qui en est cause, que pour n'importe quel malaise, léger ou grave, on répétera : « Oh! ce n'est rien, ce sont les dents qui le tracassent ». On est enclin à tout rejeter sur les dents, cela, peut-être par crainte de reconnaître l'enfant malade ; trop souvent il est plus malade qu'indisposé et malheureusement on se décide à appeler le médecin lorsque le mal est aggavé.

Cela se passe ainsi dans toutes les classes de la société, mais surtout dans la classe laborieuse, où chaque voisin, chaque commère, vient imposer son avis. « Bah ! dit celle ci, ce n'est pas la peine de consulter le docteur, le petit a simplement une diarrhée de dentition, tout le monde connaît ça, cela passera dans quelques jours. »

Pendant ces quelques jours la maladie parfois s'aggrave et le petit être chétif meurt d'une diarrhée cholériforme, que quelques soins intelligents et donnés à propos par le médecin auraient combattue efficacement.

Ces faits, que nous venons de rappeler, vous en avez sans doute maintefois été témoins, car le nombre d'enfants qui meurent dans ces conditions est, hélas ! considérable.

Nous pourrions multiplier les exemples de l'intervention funeste des donneurs de conseils pendant les maladies des enfants ; nous nous contentons de citer la plus typique, dans le cas de la diarrhée, cette maladie si commune des petits enfants.

Nous conjurons les parents de laisser dire les sots et de se conformer strictement aux prescriptions de leur docteur.

On hésite généralement trop longtemps à consulter le médecin lorsqu'un enfant est indisposé ou malade, parce qu'on espére que le mal se dissipera aussi vite qu'il est venu, c'est une grave erreur que nous combattons, parce qu'elle est la cause de la mort de beaucoup d'enfants.

Avis donc aux mères et aux nourrices, et qu'il soit de règle absolue pour elles à présent et à avenir que, dès que leur enfant manifeste une nquiétude anormale, qu'il présente de l'abattenent, de la fièvre, et surtout s'il parait être sous 'influence d'un dérangement intestinal — constiation ou diarrhée — ou tout autre malaise, il faut ans aucun retard qu'elles le soumettent à l'exanen du médecin, qui seul a qualité pour le soigner, t qui, sans négliger l'examen de la bouche, porera aussi son attention sur d'autres organes pour tablir son diagnostic.

A propos de la réserve que fait le docteur Millon, ur l'incision des gencives, je me permettrai de onner quelques renseignements complémenaires.

On n'a pas précisément abusé de cette pratique 'un caractère tout local, je dirai même que l'on 'en use pas assez et la réserve du docteur Millon ui a sans doute été inspirée par les résultats ineffiaces, particulièrement imputables au moment inoportun de l'intervention et aux instruments défecueu lorsque l'on opère au-dessus des molaires, ur lesquelles une incision cruciforme en diagonale st nécessaire, elle ne peut être convenablement aite qu'à l'aide d'un instrument à angle droit. Cette etite opération instantannée, qui ne cause qu'une ouleur insignifiante, doit être pratiquée de façon ue les parties sectionnées ne soient plus en conact, car il s'y produirait une cicatrisation qui urcirait tout en s'épaississant et formerait ainsi n nouvel obstacle plus défavorable à la sortie de a dent.

Les dents antérieures, surtout les canines, quoiu'ayant franchi la muqueuse, provoquent pendant uelques jours encore de l'inquiétude causée par a tension de la gencive en avant et en arrière de a dent; l'incision est très favorable, elle la débride t met un terme à l'agacement de l'enfant.

Au cours d'une conférence que nous avons faite ur l'hygiène dentaire, nous faisions remarquer le peu de souci que les nourrices avaient pour les dents de lait.

Ces dents, dès qu'elles ont poussé, doivent être nettoyées tous les jours, parce que le lait plus que tout autre aliment laisse, sur et entre les dents, un dépôt qui favorise la production des ferments, causes premières de la carie ; en guise de brosse, nous conseillons de faire usage d'un petit pinceau de peintre à soies douces chargé d'un peu de craie en poudre ; on passera ce pinceau sur et entre les dents en brossant de haut en bas, et inversement, en ayant la précaution de ne pas léser les gencives. mais, dès que l'enfant pourra se servir d'une petite brosse, on l'en munira et l'on exigera qu'il en fasse usage, tout comme une grande personne.

Si l'on prenait ces précautions, on ne verrait pas tant d'enfants ayant leurs dents de lait noires, malpropres et sensiblement cariées, dès l'âge de trois ou quatre ans.

Nous pouvons espérer que les principes du docteur Millon, principes qui avaient, d'ailleurs, été déjà mis en valeur avant cet auteur par des hommes éminents, au nombre desquels, il nous faut citer l'illustre dentiste mort aujourd'hui le docteur Magitôt, et l'éminent médecin de l'Hôpital des enfants assistés à Paris, M. le docteur Comby, nous pouvons espérer, disons-nous, que ces principes seront, dans un avenir prochain, acceptés par tous et se répandront partout où il y aura un petit être humain.

Il est désirable qu'à l'occasion nos lecteurs s'en souviennent, et que, par quelques conseils, ils puissent intervenir en faveur de ces petites créatures, qui sont l'objet de notre sollicitude.

Ces principes, une fois admis, auront sans aucun doute pour résultat un abaissement sensible dans la mortalité infantile si élevée, non seulement chez nous, mais dans tous les pays, et elle doit entrer en ligne de compte dans la dépopulation dont on se préoccupe, à juste titre, surtout en France.

DEUXIÈME PARTIE

La dentition de lait jusqu'à l'âge de dix ans

D'après le tableau chronologique de l'éruption de la première dentition, nous trouvons chez un enfant normal, âgé de deux ans environ, cette dentition au complet.

La mère est très satisfaite d'avoir, enfin, atteint ce terme ; aussi, à partir de ce momont, elle ne s'occupe plus guère des dents de son enfant, ni de leur propreté, ni de leur conservation, et pourtant, elles ont grand besoin d'être soignées : par leur structure, elles sont bien moins denses que les dents permanentes, l'émail en est friable, peu épais, et tout l'organe est plus sujet à s'altérer.

Dans la bouche des nourrissons, l'on trouve, comme dans celle des adultes, des ferments provenant des mucosités et des quantités de microbes, qui sont les deux agents actifs de la carie.

La carie dentaire est une altération des tissus durs de la dent, causée par des ferments et caractérisée par sa destruction progressive et complète, allant de la périphérie, (de l'extérieur), au centre. Elle est le résultat de la décomposition chimique de ces tissus et de l'invasion microbienne. C'est cette théorie chimico-parasitaire qui est admise aujourd'hui. On divise la carie des dents de lait, comme celle des dents permanentes, en quatre degrés, classés selon la pénétration ou profondeur et l'état pathologique de l'organe.

Avant de vous donner un aperçu de ces divers

degrès, nous allons, rapidement, vous rappeler la structure de la dent.

Elle se compose de différents tissus osseux, qui sont : 1° l'ivoire, 2° l'émail, 3e le ciment, et d'un nerf.

L'*ivoire*, qui constitue le corps de l'organe, est une substance très dure, sillonnée de canalicules, contenant des fibriles provenant du nerf, c'est ce qui explique sa sensibilité, elle est très sujette à se carier.

L'*émail*, substance osseuse, calcaire, très dure, insensible, est très résistant à la carie; il recouvre la partie de la dent émergeant hors des gencives, il en est la couche protectrice contre les agents qui l'attaquent.

Le *ciment*, matière osseuse spéciale, dure, revêt la partie de l'ivoire formant les racines; nous voyons donc l'ivoire recouvert et protégé sur toute sa surface.

Dans l'intérieur de l'ivoire se trouve une cavité ayant la même forme que le contour de la dent, contenant la *pulpe* ou *nerf dentaire*, formé d'un tissu et de beaucoup de vaisseaux et de nerfs ; ces derniers sont la cause de son extrême sensibilité ; ces nerfs pénètrent dans la dent par le bout des racines, à travers un petit canal, pour aboutir à la cavité centrale dénommée cavité pulpaire.

La dent est adhérente à l'os maxillaire par le ligament ou périoste et est logée dans un alvéole.

On la divise en deux parties, la couronne et la racine.

Eh bien, cette dent, dont la structure semble déale, est sujette à se décomposer entièrement par la carie, si l'on n'intervient pas pour en arrêter les progrès.

Nous disions que l'on divise la carie en quatre degrès.

Les premièrs et deuxième sont peu profonds, et insensibles au contact d'un instrument.

Le troisième degré constitue une carie profonde qui a gagné la cavité du nerf qu'elle a mis à nu ; e est caractérisée par la souffrance, parfois très e, à laquelle on a donné, non sans raison, le m de rage de dents.

Enfin, au quatrième degré, nous trouvons le nerf ort, gangrené, infecté par des microbes, dégageant e odeur caractéristique des plus repoussantes, et usant généralement des accidents secondaires, s que fluxions, abcès, fistules, kystes, flegmons nécroses de l'os maxillaire ; comme on le voit, il y a de fort graves.

Nous n'entreprendrons pas ici les modes de itements de ces diverses phases de la carie, nous ons seulement que les dents cariées peuvent e soignées par une opération connue sous le nom plombage.

Le traitement varie selon le degré de la carie ; est simple, rapidement exécuté et sans aucune uleur pour les caries des premier et deuxième grés. Les deux derniers réclament des soins répé s, nécessitant parfois plusieurs visites chez le irurgien-dentiste.

Dès que la carie est déclarée dans la bouche d'un fant, elle fait des progrès rapides et continus ; lée par un des agents les plus actifs, qui est le cre, dont les enfants sont si friands et dont ils nt abus et par une quantité de micro-organismes de microbes, constituant la moyenne portion des alpropretés résiduelles de la bouche. Ce sont là s facteurs les plus énergiques de la carie ; aussi, est-il pas étonnant de voir de ces chers petits êtres s leur jeune âge avoir plusieurs dents creuses et uloureuses.

Pour bien vous faire saisir l'importance de mes roles, je vais vous citer des chiffres officiels qui us démontreront combien la dentition est défec euse chez les jeunes enfants.

M. le professeur Jessen, à l'école dentaire de Strasbourg, a examiné, en 1901, au mois de septembre, aidé en cela par un assistant, 10.006 enfants des écoles communales de cette ville, âgés de six à douze ans. Sur ce nombre, il n'y en avait que 430 avec des dents saines. Sur 251.824 dents, qui auraient dû composer le total normal, 51.215 manquaient déjà, 102.456 étaient cariées, et 98.149, seulement, étaient saines.

L'importance de ces chiffres ne vous échappera pas, il en est certainement de même parmi nos enfants de Nimes, dans les écoles communales, car les statistiques que je possède de certains établissements d'éducation de la ville sont, dans les mêmes proportions, ou à peu près, que celles du professeur Jessen, qui m'a déclaré, dans un entretien que j'ai eu avec lui, qu'il ferait tous ses efforts pour obtenir du Gouvernement des subsides nécessaires pour soigner les dents des enfants dans les écoles communales, et tous les Gouvernements, ajouta-t-il, devraient être sollicités de même, car la santé de tout un peuple peut dépendre de l'état de ses dents.

Un grand mouvement en ce sens se manifeste dans divers Etats d'Europe ; il est commencé en France, et nous ne désespérons pas de voir bientôt un service dentaire fonctionner dans toutes les écoles communales, comme, du reste, il est organisé dans nos lycées. Cela me rappelle, qu'il y a quelques quinze ou dix-huit ans j'adressais une demande au Conseil municipal de Nimes, offrant de faire, gratuitement, le service dentaire dans les écoles communales, pour surveiller l'évolution de la seconde dentition. Ma demande ne fut pas agréée, grâce à l'intervention de M. le docteur Carcassonne, alors médecin des hôpitaux, qui n'admettait pas que je fisse ce service gratuitement ! ! !

Dès que l'enfant commence à ressentir les preiers symptômes du mal de dents, il s'abstient de anger sur l'organe malade, mais bientôt, cela est tal, la dent du même nom, du côté opposé, se carie ssi, et devient douloureuse à son tour.

Voici donc notre enfant, tout jeune encore, dans npossibilité de mâcher convenablement. Si la ise douloureuse n'est pas de longue durée et que nerf succombe, on ne fera plus attention à cette nt, jusqu'à ce qu'une complication d'une fluxion d'un abcès surgisse ; mais la carie continue sa arche destructive, et bientôt le petit être aura usieurs dents malades.

A cet âge, l'enfant se développe et grandit, il a soin de se nourrir suffisamment, mais, hélas ! il peut rien broyer, et comme la faim et la gourandise prennent le dessus, il avale les deux tiers s aliments sans les mâcher, les organes de la gestion, faibles encore chez lui, sont forcés d'augenter leur activité fonctionnelle, ils se fatiguent, au bout de quelque temps, notre enfant ressent s douleurs abdominales, dont on ignore les caus.

Les aliments mal mastiqués ne sont digérés qu'en rtie, leur assimilation ne se fait que très impartement, et la nourriture n'est pas profitable à conomie ; l'enfant, se nourrissant mal, finit par aigrir, il est abattu, sujet aux migraines, et trop uvent, ces phénomènes sont le résultat de la auvaise digestion, consécutive d'une dentition fectueuse.

La conduite à tenir à l'égard des premières dents *it être toute autre que celle de la négligence et de bandon ;* il est absurde de croire que, parce qu'el- doivent tomber et être remplacées par d'autres, es n'ont besoin d'aucun entretien, et que l'on ut faire l'économie d'une obturation (autrement plombage), en raison du caractère éphémère de tte opération. — « Bah ! nous répondent les

» parents, pourquoi plomber ces dents, elles vont » tomber, et, du reste, en ce moment, elles ne font » pas mal à l'enfant ! »

Les dents doivent, à tout âge, recevoir des soins, et il incombe aux parents soucieux de la santé de leur progéniture de leur faire donner les soins dès le plus jeune âge.

Nous disions, dans le chapitre précédent, que les dents des nourrissons doivent être nettoyées soigneusement tous les jours, aussitôt qu'elles apparaissent hors des gencives. Ce sont les seuls soins prophylactiques qu'on puisse leur donner.

Lorsqu'ils sont impuissants et, que la carie se déclare, il faut, de suite, conduire l'enfant chez le chirurgien-dentiste, pour faire obturer la dent malade, il ne faut absolument pas attendre que cette carie se développe et s'agrandisse, parce qu'elle atteindrait rapidement la cavité pulpaire, qui est très volumineuse dans les dents caduques, ce qui occasionnerait des douleurs *très violentes.*

En plombant (j'emploie ici ce mot, puisqu'il est consacré par l'usage), en plombant, dis-je, la dent de lait, on lui assure sa conservation jusqu'au moment de son remplacement ; ce qui est pour l'évolution de la seconde dentition, d'une très grande importance.

L'extraction, au contraire, non-seulement prive l'enfant d'un organe dont il a besoin, mais sa disparition prématurée peut devenir la cause de désordres troublant la sortie régulière des dents permanentes. Les matières obturatrices pour les dents de lait doivent être le ciment émail, qui doit être préféré à l'amalgame d'argent ; jamais on ne doit employer l'or, parfois même la gutta-percha doit avoir la préférence.

Dans un opuscule que nous avons publié, il y a pas mal d'années, nous disions : « On s'imagine » qu'arracher les dents de lait, lorsqu'elles font mal, était la chose la plus simple ; c'est une erreur : il faut procéder, pour les premières dents, avec la même précaution que pour les permanentes, c'est-à-dire les soigner, les obturer, dès qu'on les voit attaquées par la carie, et ne les enlever que dans le cas de nécessité absolue. »

Pour faire obturer (plomber) la dent cariée dans › bonnes conditions, il ne faut donc pas attendre ı'elle fasse mal ; plus la cavité sera petite, plus pidement, l'opération sera exécutée, ce qui est ès important lorsqu'on opère de petits enfants.

Ici trouve place une observation d'une grande ıportance : c'est l'apparition des premières grosses olaires de la seconde dentition qui poussent entre ıq et six ans, à la suite des dents de lait ; elles nt au nombre de quatre, une de chaque côté des axillaires en haut et en bas.

Ces dents font donc leur apparition avant que les emières dents de lait tombent

C'est la dent la mieux constituée de la mâchoire, par sa situation, elle est celle qui, dans l'acte de mastication, remplit un des principaux rôles. alheureusement, par suite d'extractions, elle mane quatre-vingt trois fois sur cent.

Pourquoi ? La raison en est simple, parce que la ande majorité des parents croient, à tort, qu'elle t partie du groupe des dents de lait, et n'y font lle attention : elle se carie bientôt, l'enfant en uffre, et, lorsque l'on consulte le chirurgienntiste, elle se trouve dans un état de décomposin irrémédiable.

J'insiste donc sur ce point, que la dentition, dite lait, se compose de vingt dents, elle est complète l'âge de vingt-quatre ou vingt-six mois, et, que ıte autre dent qui pousse après doit être consirée comme permanente.

.es conclusions de ce qui précède peuvent se sumer dans les lignes qui suivent, que nous recommandons d'une façon particulière aux parents. Puissent ces conseils être écoutés et suivis, ce serait pour nous une vive satisfaction.

Pour éviter aux enfants les douleurs de dents, leur perte prématurée, les désordres et les anomalies qui peuvent en être la conséquence, il faut, dès que leur dentition de lait évolue, la leur soigner, la leur faire entretenir, et ne pas attendre, pour cela, que la carie et les souffrances rendent ces soins indispensables.

Les parents qui ont eu des enfants avec de mauvaises dents savent combien il est pénible de les voir souffrir de ce mal si violent, de ces vraies rages, et aussi les angoisses que l'on endure pendant les nuits de douleur.

Si l'on veut être prévoyant et assurer aux enfants une bonne dentition, on doit la faire examiner régulièrement tous les quatre ou six mois, par le chirurgien-dentiste, qui obturera les dents atteintes de carie du premier ou deuxième degré, cela séance tenante, et sans provoquer ou exciter la moindre douleur, ce qui, nous l'avons déjà dit, est très important.

Bien souvent, lors de ces visites, il n'y a rien à faire, mais les parents ont la satisfaction de savoir que les dents de leur enfant sont en bon état pour une période assez longue.

Ces visites répétées donneront, dès l'âge le plus tendre, l'habitude à l'enfant, de faire examiner ses dents, et, par la suite, il en comprendra la nécessité ; il entrera aussi plus rassuré dans le cabinet du chirurgien-dentiste, en qui il ne verra plus un homme qui lui fera du mal, mais plutôt un ami, qui, sans le faire souffrir, lui soigne ses petites dents, si utiles pour croquer des gourmandises.

A côté de l'intérêt personnel, il y a un intérêt général et national, pour tout un pays, d'assurer aux enfants, dès leur jeune âge, une bonne dentition : l'enfant qui mâche bien digère bien, et par suite jouit d'une santé parfaite, or, la santé de toute une vie dépend souvent de celle de l'enfance.

Si, dans certaines familles, les dents sont bonnes, tous ses membres jouissent, d'ordinaire, d'une excellente santé.

Eh bien ! Elargissons cette famille sur toute une contrée, et tâchons que nos descendants, à l'instar des Celtes, possèdent tous de très bonnes dents, et une santé parfaite, qui pourra faire d'eux les plus robustes et les plus beaux sujets de notre pays de France.

Formules de Sirops de dentition

On frictionnera fréquemment les gencives des nourrissons avec une des préparations suivantes :

♃ Suc de romarin frais	2	grammes
Infusion de safran..	2	»
Miel fin épuré.....	10	»
Teinture de vanille..	0,25	centig.
	F. S. A.	

♃ Chloroforme........	1	gramme
Teinture de safran.	1	»
Glycérine	16	»
		M.

♃ Cocaïne.............	0,15	centig.
Sirop de morphine.	10	grammes
Teinture de myrrhe.	5	»
		F. S. A.

IMPRIMERIE COOPÉRATIVE « LA LABORIEUSE »
7, rue J.-B.-A. Godin, 7